Name

Advice for parents

Wishes for Baby

Name

Advice for parents

Wishes for Baby

Name

Advice for parents

Wishes for Baby

Name

Advice for parents

Wishes for Baby

Name

Advice for parents

Wishes for Baby

Name

Advice for parents

Wishes for Baby

Name

Advice for parents

Wishes for Baby

Name

Advice for parents

Wishes for Baby

Name

Advice for parents

Wishes for Baby

Name

Advice for parents

Wishes for Baby

Name

Advice for parents

Wishes for Baby

Name

Advice for parents

Wishes for Baby

Name

Advice for parents

Wishes for Baby

Name

Advice for parents

Wishes for Baby

Name

Advice for parents

Wishes for Baby

Name

Advice for parents

Wishes for Baby

Name

Advice for parents

Wishes for Baby

Name

Advice for parents

Wishes for Baby

Name

Advice for parents

Wishes for Baby

Name

Advice for parents

Wishes for Baby

Name

Advice for parents

Wishes for Baby

Name

Advice for parents

Wishes for Baby

Name

Advice for parents

Wishes for Baby

Name

Advice for parents

Wishes for Baby

Name

Advice for parents

Wishes for Baby

Name

Advice for parents

Wishes for Baby

Name

Advice for parents

Wishes for Baby

Name

Advice for parents

Wishes for Baby

Name

Advice for parents

Wishes for Baby

Name

Advice for parents

Wishes for Baby

Name

Advice for parents

Wishes for Baby

Name

Advice for parents

Wishes for Baby

Name

Advice for parents

Wishes for Baby

Name

Advice for parents

Wishes for Baby

Name

Advice for parents

Wishes for Baby

Name

Advice for parents

Wishes for Baby

Name

Advice for parents

Wishes for Baby

Name

Advice for parents

Wishes for Baby

Name

Advice for parents

Wishes for Baby

Name

Advice for parents

Wishes for Baby

Name

Advice for parents

Wishes for Baby

Name

Advice for parents

Wishes for Baby

Name

Advice for parents

Wishes for Baby

Name

Advice for parents

Wishes for Baby

Name

Advice for parents

Wishes for Baby

Name

Advice for parents

Wishes for Baby

Name

Advice for parents

Wishes for Baby

Name

Advice for parents

Wishes for Baby

Name

Advice for parents

Wishes for Baby

Name

Advice for parents

Wishes for Baby

Name

Advice for parents

Wishes for Baby

Name

Advice for parents

Wishes for Baby

Name

Advice for parents

Wishes for Baby

Name

Advice for parents

Wishes for Baby

Name

Advice for parents

Wishes for Baby

Name

Advice for parents

Wishes for Baby

Name

Advice for parents

Wishes for Baby

Name

Advice for parents

Wishes for Baby

Name

Advice for parents

Wishes for Baby

Name

Advice for parents

Wishes for Baby

Name

Advice for parents

Wishes for Baby

Name

Advice for parents

Wishes for Baby

Name

Advice for parents

Wishes for Baby

Name

Advice for parents

Wishes for Baby

Name

Advice for parents

Wishes for Baby

Name

Advice for parents

Wishes for Baby

Name

Advice for parents

Wishes for Baby

Name

Advice for parents

Wishes for Baby

Name	*Gift*

Name	Gift

Name	Gift

Name	Gift

Name	Gift

Name	Gift

Name	Gift

Name	Gift

Name	*Gift*

Name	Gift

www.ingramcontent.com/pod-product-compliance
Lightning Source LLC
Chambersburg PA
CBHW041606260326
41914CB00012B/1397
* 9 7 8 1 8 3 9 9 0 0 8 7 7 *